AF462386

DE LA

MÉTHODE D'ESMARCH

ET EN PARTICULIER

DE L'HÉMORRHAGIE CAPILLAIRE CONSÉCUTIVE

PAR

Gustave DE LAGORCE,
Docteur en médecine de la Faculté de Paris,
Ancien externe des hôpitaux.

PARIS
LIBRAIRIE ALEXANDRE COCCOZ
11, RUE DE L'ANCIENNE-COMÉDIE 11,

1879

DE LA

MÉTHODE D'ESMARCH

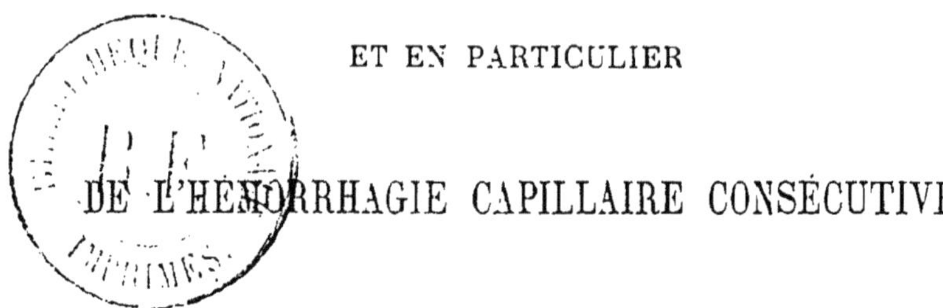

ET EN PARTICULIER

DE L'HÉMORRHAGIE CAPILLAIRE CONSÉCUTIVE

PAR

Gustave DE LAGORCE,

Docteur en médecine de la Faculté de Paris,

Ancien externe des hôpitaux.

PARIS

LIBRAIRIE ALEXANDRE COCCOZ

11, RUE DE L'ANCIENNE-COMÉDIE 11.

1879

A MES MEILLEURS AMIS

Le Docteur Léon VOUTERS (de Béthune)

ET

Charles FLAHAULT

Docteur ès-sciences naturelles,
Préparateur à la Sorbonne.

DE LA

MÉTHODE D'ESMARCH

ET EN PARTICULIER

DE

L'HEMORRHAGIE CAPILLAIRE CONSÉCUTIVE

INTRODUCTION.

La méthode de l'ischémie préliminaire préconisée par Esmarch en avril 1873, au Congrès des chirurgiens allemands réunis à Berlin, est aujourd'hui bien connue; les nombreuses publications de l'auteur, celles de Langenbeck, de Bruns et de Billroth en Allemagne, de Machiavelli en Italie, de Harrison Cripps, Mac-Cormac et Fayrer en Angleterre la vulgarisèrent rapidement à l'étranger. Signalée d'abord en France par la *Gazette médicale*, puis par M. Demarquay dans une communication importante à la Société de chirurgie, elle fut immédiatement adoptée par nombre de chirurgiens : leurs travaux résumés dans les thèses de MM. Ferry, Delannoy, Soulié, Drancourt, Augier, Delarue et Leroy, les expériences de MM. Laborde, Morel d'Arleux, Krishaber et Chauvel, un très intéressant mémoire publié par M. Nicaise dans la *Gazette médicale* nous en ont tracé l'histoire complète.

A l'enthousiasme si vif et si mérité qu'avait provoqué cette méthode devenue classique, succéda une réaction modérée, il est vrai, mais qui tendait néanmoins à en limiter l'emploi. De nombreuses statistiques avaient en effet montré que son application pouvait donner naissance à des paralysies musculaires et à une hémorrhagie capillaire immédiate, parfois assez abondante pour annihiler le bénéfice qu'on avait tiré de l'ischémie préliminaire. La fréquence des paralysies musculaires nous paraît avoir été quelque peu exagérée ; leur durée a toujours été très-limitée, et nous verrons plus loin qu'en évitant la constriction trop forte du tube de caoutchouc il est facile de les éviter.

L'inconvénient de l'hémorrhagie capillaire immédiate est beaucoup plus important et mérite une étude spéciale. Plusieurs chirurgiens ont même renoncé au procédé d'Esmarch dans les grandes amputations et lui préfèrent une compression digitale bien faite qui ne détermine pas de paralysie vasculaire. Bruns, James Spence, H. Moris, MM. Verneuil et Le Fort réservent l'usage de la bande élastique pour les opérations dont l'exécution est notablement facilitée par son emploi, les séquestrotomies, la ligature des deux bouts artériels dans le fond d'une plaie, pour tous les cas enfin où l'aspect des parties ne doit pas être masqué par l'écoulement sanguin.

Notre but n'est pas de recommencer l'histoire de la méthode d'Esmarch ; nous décrirons rapidement l'appareil du chirurgien de Kiel, les modifications qui y ont été apportées, ses effets, ses avantages et ses inconvénients. Nous insisterons longuement sur l'hémorrhagie capillaire consécutive, en tâchant de mettre en lumière les différents travaux publiés récemment tant en France qu'à l'étranger, dans l'intention de la prévenir ou de l'arrêter.

La pensée de ce travail nous a été suggérée par M. le Dr Nicaise, qui a bien voulu mettre à notre disposition ses notes et ses travaux antérieurs ; nous le prions de recevoir ici l'hommage de notre reconnaissance.

CHAPITRE PREMIER.

DE LA MÉTHODE D'ESMARCH.

La perte de sang subie par les malades pendant les opérations pratiquées sur les membres a été l'objet des préoccupations constantes des chirurgiens ; de là les nombreux moyens hémostatiques, le garrot, le tourniquet de J.-L. Petit, le compresseur de Dupuytren, la compression digitale qui est encore actuellement le procédé le plus employé ; de là également l'écrasement linéaire, la galvano-caustique thermique, la ligature des artères et des grosses veines à mesure qu'elles se présentent sous le couteau de l'opérateur (Verneuil), les pinces hémostatiques. Au moyen âge on appliquait déjà dans ce but un lien circulaire à la racine du membre ; M. Chassaignac, en 1856, se servait de tubes et d'anneaux en caoutchouc et, plus tard, M. Guyon avait recours à la fois à l'élévation du membre et au lien constricteur. Grandesso Silvestri insista particulièrement sur la constriction exercée à la racine du membre par un lien élastique, et Esmarch enfin perfectionna et eut l'honneur de généraliser cette nouvelle méthode d'ischémie.

Ce procédé consiste à enrouler fortement autour du membre, à partir de son extrémité, une bande élastique qui refoule complétement le sang des parties ainsi comprimées. On fait ensuite à la partie supérieure de l'appareil une ligature avec un fort tube de caoutchouc, et le membre débarrassé de la bande roulée demeure exsangue. Le chirurgien obtient ainsi un arrêt absolu de la circulation artérielle, conserve à l'opéré une certaine quantité de sang nécessairement perdue dans les opérations avec compression sur l'artère seulement, et acquiert l'avantage de travailler à sec, comme sur le cadavre.

Description et application de l'appareil. — L'appareil d'Esmarch se compose d'une bande élastique et d'un tube de caoutchouc. La bande est tissée ou en caoutchouc plein ; sa largeur est de 3 travers de doigt environ et sa longueur de 6 à 8 mètres. Le tube, de longueur variable, a le volume du doigt ; son mode de fixation consiste en une clef en barette ou un crochet, qui viennent se fixer dans l'un des anneaux d'une chaînette qui tient à l'autre extrémité du tube.

La bande est appliquée à nu sur la peau, en ayant soin toutefois de placer de l'ouate au niveau des dépressions afin que la compression soit égale dans tous les points. Il est bon aussi d'interposer un peu d'ouate entre les doigts et les orteils pour éviter une compression douloureuse. Si le membre présentait une plaie, on la recouvrirait de taffetas gommé.

M. Houzé de l'Auinoit a établi plusieurs expériences pour rechercher le degré de compression que la bande doit exercer. En se servant d'une bande de 1 millimètre d'épaisseur sur 60 centimètres de long, il a constaté que, pour obtenir une hémostase parfaite, il ne faut qu'une compression relativement faible que l'on peut évaluer à 1,500 grammes pour l'humérale et 2,000 à 2,200 gr. pour la fémorale, ce qui donne pour toute la circonférence du membre une pression de 12 kil. pour le bras et de 15 kil. pour la cuisse.

La bande ne doit donc pas être trop fortement tendue et sera appliquée très-régulièrement; le chef inférieur n'est pas recouvert, mais chaque tour est recouvert d'un tiers par le suivant, pour que toute la surface du membre soit comprimée.

Quand la bande entière est enroulée, on applique le tube élastique; après plusieurs tours, ses deux extrémités sont fixées l'une à l'autre par le mécanisme décrit plus haut ou simplement réunies par un nœud. On déroule alors la bande de bas en haut et le tube seul reste en place.

Le tube élastique présente de nombreux inconvénients; difficile à appliquer et à enlever, il détermine de vives douleurs et peut surtout devenir le point de départ de paralysies musculaires dont nous parlerons plus loin. En 1873, à la suite de deux cas de paralysie du médian et du cubital, Langenbeck l'avait déjà délaissé, et, après avoir procédé à l'enveloppement de l'extrémité du membre, avait appliqué au niveau du tiers supérieur du bras une seconde bande élastique qu'il fixa au moyen d'une épingle.

Depuis, M. Chauvel, dans un important mémoire paru dans les « Archives de médecine, » et M. Nicaise dans la *Gazette Médicale* ont reproché au tube de caoutchouc sa brièveté dans certains cas, ses fréquentes déchirures lorsqu'il est soumis à un forte tension, la difficulté de placer le crochet dans les anneaux de la chaîne et surtout de l'enlever, enfin une douleur vive dans la région où il est appliqué, et marquée surtout dans le point correspondant à la chaînette, si elle touche directement la peau.

Dans le but de parer à ces inconvénients et surtout d'éviter les paralysies musculaires, M. Nicaise chercha à remplacer le tube à parois épaisses et relativement étroit par une bande plus large et moins dure ; la compression portant sur une surface plus étendue était moins forte, et partant il n'y a plus de douleurs ni de paralysies. Il fit donc construire par M. Colin un petit appareil dont nous empruntons la description à l'auteur.

« Cet appareil consiste en une bande de tissu élastique portant dix anneaux sur une de ses faces, et terminée à une de ses extrémités par un crochet et un anneau de préhension.

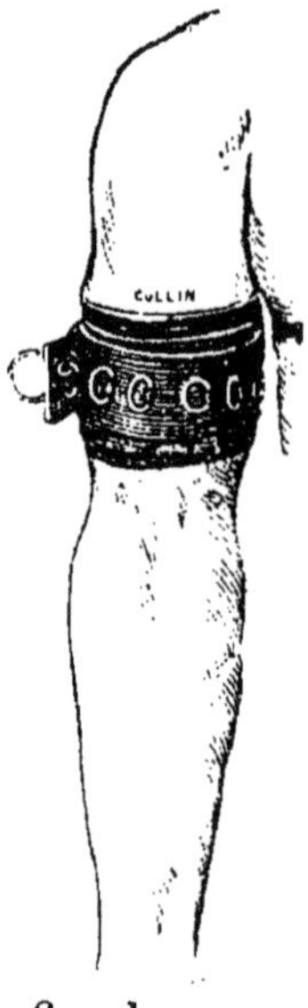

« La bande, qui mesure 5 centimètres de large sur environ 1 mètre de long, est en tissu élastique semblable à celui qu'on emploie pour la bande d'Esmarch.

« Les anneaux destinés à recevoir le crochet sont au nombre de dix, afin que l'on puisse toujours exercer une constriction convenable, quel que soit le volume du membre, et aussi afin de pouvoir varier le degré de constriction. Le premier anneau est placé à 14 centimètres de l'extrémité de la bande qui porte le crochet, et le dernier à 40 centimètres; les anneaux sont à égale distance les uns des autres.

« Le crochet peut être une simple agrafe, comme le montre la figure ci-jointe, qui représente l'appareil en place.

« Pour pouvoir placer et relever facilement le crochet, la bande porte à son extrémité un anneau dans lequel on introduit l'index; en tirant sur la bande on manœuvre facilement le crochet. Le crochet et l'anneau de préhension sont unis ensemble et soudés à une petite barre transversale sur laquelle on fixe l'extrémité de la bande; de cette façon la traction s'exerce sur toute la largeur de la bande, et l'on fait imprimer au crochet la direction que l'on veut. »

La bande à anneaux présente en outre l'avantage de diminuer la pluie de sang qui survient après l'opération. « Les artères visibles étant liées, ajoute M. Nicaise, je desserre progressivement la bande anneau par anneau; au moment où le sang sort des artérioles, j'applique rapidement sur ces dernières des pinces à forcipressure, puis la bande est resserrée. Je fais les nouvelles ligatures; celles-ci terminées, la bande est desserrée de nouveau; il reste quelques petites artérioles à lier, mais l'écoulement de sang est peu abondant. » Dans deux amputations de cuisse où ce procédé fut employé, la perte de sang a été minime.

Quoique plus difficile, l'application du tube élastique est possible dans les cas d'opérations pratiquées à la racine des membres. Pour l'épaule, au lieu de faire passer le tube fixé sous l'aisselle sur l'épaule du côté opposé, Esmarch se contente d'en faire fixer les deux bouts sur l'épaule du même côté par la main d'un aide.

Pour la désarticulation de la hanche, il a recours à la compression de l'aorte. Il emploie aussi son procédé pour l'amputation de la verge et la castration, en enroulant en masse à leur racine le scrotum et la verge.

Dans une note adressée récemment à la Société de chirurgie, M. Daniel Mollière a proposé les modifications suivantes à l'application de la bande d'Esmarch : il ne commence l'application de la bande qu'au-dessus du point où doit être pratiquée l'opération, de manière que le segment du membre situé au-dessous renferme encore une quantité de sang suffisante qui facilite beaucoup la recherche, soit des bouts artériels, soit des tendons séparés, etc. Il arrive souvent en effet que l'ischémie absolue du membre empêche de reconnaître l'état des parties et d'apercevoir des artérioles et des veines qui seront la cause d'une hémorrhagie ultérieure.

Effets généraux de l'appareil d'Esmarch.— Ils sont peu marqués, et souvent même insignifiants. Bruns a essayé de rechercher la quantité de sang que la compression élastique pouvait refouler du membre ischémié vers le tronc; les expériences qu'il a instituées à ce sujet lui font admettre que le pied et la jambe, par exemple, ne renferment que 144 cc. de sang, dont 70 centièmes seulement sont refoulés vers le tronc par la bande élastique. La pléthore relative qui succède à l'application de la bande se manifeste à peine du côté de la circulation. Suivant MM. Chauvel et Leroy, le pouls serait très-légèrement ralenti de quelques pulsations, et quelquefois resterait normal. Le tracé sphygmographique présenterait des caractères opposés à ceux que Marey donne comme caractéristiques de l'augmentation de pression; la ligne d'ascension serait plus longue et plus droite qu'à l'état normal, à sommet très-aigu, avec un dicrotisme plus accentué; les bruits du cœur seraient momentanément mieux frappés. M. Augier fait remarquer que cet afflux sanguin dans la circulation générale paraît prévenir la syncope chez les individus anémiques qui en sont menacés pendant la chloroformisation. La température subit des modifications insignifiantes, la respiration est normale; on a signalé seulement quelques cas de syncope et de malaise qui ont nécessité la levée de l'appareil.

EFFETS LOCAUX.

Ces effets peuvent être *immédiats*, c'est-à-dire observés pendant que l'appareil est en place, ou *consécutifs*, c'est-à-dire observés après son enlèvement.

A. *Effets locaux immédiats.* — La douleur déterminée par l'application de l'appareil varie suivant les individus : les uns ne ressentent aucune souffrance, d'autres au contraire se plaignent vivement. Les expériences faites par M. Chauvel sur lui-même, sur ses élèves et sur un certain nombre de ses malades, montrent que l'application de la bande et du tube ne provoque sur un membre sain qu'une sensation de gêne et non de douleur. De son côté, M. Nicaise a trouvé la constriction du tube très-pénible, et recommande de la remplacer par la bande à anneaux. L'application de la bande sur un membre malade est certainement douloureuse, et beaucoup de chirurgiens anesthésient le patient avant de se servir de l'appareil.

Aussitôt après l'enlèvement de la première bande, on observe une légère diminution du volume du membre, diminution qui s'explique facilement par la privation du sang refoulé dans le tronc. Le membre présente en même temps une pâleur cadavérique non-seulement à sa surface, mais encore dans l'épaisseur des tissus qui le constituent. Tous les tissus, même le tissu osseux, sont ischémiés ; si la compression a été bien faite, les artères et les veines sont vides de sang. Cette décoloration des tissus due à l'ischémie peut même devenir une source de difficultés pour le chirurgien. Dans un cas de résection sous-périostée du coude nécessitée par une arthrite purulente chronique du coude avec nécrose de l'olécrâne, M. Nicaise, par suite de la décoloration de l'os, eut de la peine à reconnaître exactement la limite entre le tissu osseux malade et le tissu sain, et ne put compléter son diagnostic que par l'étude de la consistance de l'os et l'examen de sa surface dépouillée de périoste. M. Daniel Mollière a remarqué que cette ischémie absolue des tissus l'avait empêché de reconnaître facilement les extrémités séparées d'un tendon qu'il voulait suturer. M. Augier cite dans sa thèse une observation d'infiltration sanguine interstitielle des muscles due à une rupture de vaisseaux provoquée par une application trop brusque ou trop rapide de la bande ; l'appareil doit en effet être appliqué lentement et progressivement, afin de laisser au sang le temps de refluer vers la racine du membre, et d'éviter ainsi les ruptures vasculaires.

Le malade éprouve dans le membre comprimé une sensation particulière, qui chez les uns se traduit par des fourmillements se propageant des extrémités au tronc, chez d'autres par un engourdissement parfois douloureux rendant les mouvements pénibles et même impossibles.

Dans leurs expériences sur le chien, MM. Laborde et Morel d'Arleux ont trouvé un abaissement de la température de 4 à 5 degrés centigrades dans le membre ischémié. M. Leroy a dressé un tableau comparatif de 19 températures qu'il a prises chez l'homme dans la paume de la main ou entre le 1er et le 2e orteil ; il a constaté un abaissement toujours supérieur à 1 degré 1/2, une moyenne de 2 degrés et allant même au delà.

La compression exercée par le tube amène toujours un certain degré d'anesthésie qu'Esmarch chercha dès le début à mettre à profit pour les petites opérations (ongle incarné, amputation des doigts, etc.). Au Congrès des chirurgiens de Berlin, en 1874, cet auteur faisait remarquer que si l'anémie artificielle seule ne suffit pas à anesthésier, elle favorise beaucoup l'action anesthésique du pulvérisateur ou des agents réfrigérants.

Ce commencement d'insensibilité est le résultat de l'ischémie elle-même, et ensuite de la constriction du tube. On sait en effet que si l'on saigne un membre chez un animal, la sensibilité cutanée disparaît pour revenir dès qu'on injecte du sang dans les vaisseaux. Les expériences de MM. Laborde et Morel d'Arleux sur le chien, de MM. Krishaber, Chauvel et Nicaise sur l'homme, montrent cependant que l'anesthésie est principalement due à la constriction des troncs nerveux. Dans leurs recherches sur la compression des nerfs, MM. Vulpian et Bastien étaient arrivés, il y a vingt-cinq ans, à des conclusions qui ont été confirmées par les expériences de M. Chauvel avec le tube élastique. Des travaux de ce dernier auteur qui ont été récemment analysés à la Société de chirurgie par M. Lannelongue, il résulte que l'anesthésie est presque toujours incomplète, qu'elle n'est jamais immédiate, mais ne se développe qu'après un temps variable de 5 à 15 et 20 minutes;

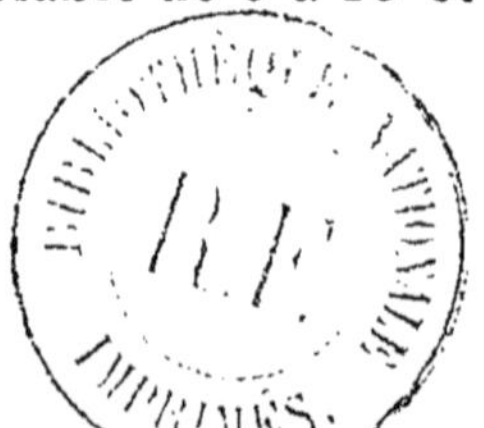

l'insensibilité paraît plus rapidement au membre supérieur qu'au membre inférieur; enfin le degré et le développement plus ou moins rapide de l'anesthésie est en raison directe du degré de constriction du membre par le tube de caoutchouc.

M. Nicaise a remarqué chez plusieurs de ses malades que l'insensibilité était d'autant plus marquée qu'on se rapprochait davantage de l'extrémité du membre, et que la sensibilité profonde du membre était à peine modifiée.

Les chirurgiens français sont unanimes à rejeter l'appareil d'Esmarch comme moyen d'anesthésie, et M. le professeur Le Fort, qui avait autrefois appelé l'attention sur la possibilité de l'anesthésie par ce procédé, en est complétement revenu. On ne pourrait en effet obtenir une anesthésie suffisante qu'au prix d'une constriction exagérée, qui deviendrait le point de départ de paralysies musculaires et d'hémorrhagies graves.

B. — *Effets locaux consécutifs.* — Lorsque la compression a été bien faite, il est rare que la motilité du membre soit atteinte après l'enlèvement de l'appareil. Langenbeck a cependant communiqué à la Société médicale de Berlin plusieurs cas de paralysies musculaires. Dans deux cas d'opérations pour pseudarthroses humérales, ce chirurgien, a observé une paralysie des branches du médian, qui disparut d'ailleurs dans l'espace d'une quinzaine; dans un cas de nécrose de l'humérus, il survint une paralysie motrice complète du médian, qui persistait encore au bout des trois semaines. C'est pour éviter de tels accidents que Langenbeck renonça au tube de caoutchouc et le remplaça par une seconde bande élastique fixée au moyen d'une épingle.

Sur 129 opérations pratiquées avec son appareil, Esmarch n'a jamais vu de paralysie consécutive à la ligature élastique et il attribue cet accident à ce que la plupart des ôpérateurs serrent le lien circulaire élastique beaucoup plus qu'il n'est nécessaire pour intercepter le cours du sang. Dans une statistique de 130 opérations pratiquées avec l'aide de l'ischémie élastique à la clinique de Tubingue, Bruns affirme n'avoir jamais observé après l'opération des troubles persistants de l'innervation ou de la circulation.

En réalité les faits de paralysies musculaires sont beaucoup plus rares que ne l'ont soutenu certains chirurgiens ; elles siégent toutes sur les membres supérieures où la compression des nerfs est plus facile.

Nous empruntons à M. Nicaise une intéressante observation de paralysie du médian et du cubital qui a duré sept jours.

Ostéite chronique du tibia et de l'humérus ; évidement ; application de l'appareil d'Esmarch ; paralysie consécutive des nerfs médian et cubital.

« L..., 18 ans, garçon de magasin, a eu, pendant

son jeune âge, des engorgements et des adénites suppurées des ganglions du cou.

Il y a un an, sans cause connue, développement progressif d'une ostéite du tibia; au bout de deux mois, il s'établit une série de fistules osseuses Peu après, un médecin incise un abcès qui s'était formé au bras droit, des suites d'une contusion remontant à quatre mois (coup de pied de cheval). On trouve l'os dénudé et il s'établit aussi une fistule osseuse.

Lors de l'entrée du malade à l'hôpital, la jambe gauche est le siége de 7 à 8 trajets fistuleux qui conduisent sur le tibia nécrosé.

Le 8 novembre, on procède à l'évidement du tibia, et, le 1er janvier, il ne reste plus qu'une plaie bourgeonnante de la largeur d'une pièce de cinq francs.

Fistule osseuse persistante à l'union du tiers supérieur et du tiers moyen de l'humérus droit, conduisant dans une cavité osseuse où le stylet sent des fragments osseux nécrosés.

Le 24 janvier 1874. Après chloroformisation, application de la bande d'Esmarch, avec le tube de caoutchouc fixé à la racine de l'épaule. Le bandage est appliqué selon les règles presrites par l'auteur et modérément serré. Incision de 8 centimètres sur le trajet fistuleux; elle suit le bord latéral externe du bras, à 7 centimètres de l'épaule. Evidement de l'humérus, d'où l'on retire trois petits séquestres et quelques fongosités.

Pendant tout le temps de l'opération, qui a duré environ 25 minutes, il ne s'est pas écoulé une goutte de sang. Bourdonnets de charpie sèche enfoncés dans la plaie, tamponnement méthodique, bande enroulée sur le tout.

A la visite du soir, le malade est en parfait état, mais on constate un gonflement peu douloureux limité au moignon de l'épaule.

Autour de la plaie, la peau offre une *rougeur scarlatiniforme*, s'effaçant sous le doigt pour reparaître aussitôt. La plaie n'offre rien de particulier ; la rougeur s'arrête brusquement au niveau du lieu d'application du tube constricteur.

Anesthésie incomplète à la main, à l'avant-bras et à la partie supérieure du bras. *Perte de motilité* ; les doigts se fléchissent difficilement. Le malade raconte que, depuis le moment où il s'est réveillé, il a senti dans tout le bras des fourmillements sans douleurs.

Paralysie incomplète des fléchisseurs ; la main ne peut se fermer complétement.

Il y a une diminution très-notable de la sensibilité ; le malade perçoit le frottement d'une épingle ; le simple frôlement n'est pas perçu. La sensibilité à la température est conservée.

A l'avant bras l'anesthésie se montre surtout sur le territoire du cubital.

A la main, la sensibilité semble plus émoussée à la face palmaire qu'à la face dorsale, le pouce et l'index sont les doigts les moins sensibles.

Le 25 janvier. La rougeur cutanée est beaucoup

plus marquée; elle disparaît sous le doigt. Gonflement œdémateux plus prononcé du moignon de l'épaule; douleurs dans la région axillaire, sans induration sur le trajet de la veine. En dehors de la rougeur, la peau est blanche et l'on semble en présence d'une véritable phlegmatia alba dolens.

Le 26. Même gonflement et même rougeur; l'anesthésie est moins prononcée à la face palmaire de l'avant-bras et de la main.

Le 27. Le gonflement de l'épaule diminue; la rougeur s'efface un peu. La sensibilité revient; les fléchisseurs exécutent leurs mouvements; le pouce se fléchit moins bien que les autres doigts. La sensibilité au frôlement de l'épingle ne se perçoit toujours pas.

Le 28. La rougeur et le gonflement ont disparu. La sensibilité à la face palmaire de la main et de l'avant-bras est presque normale.

Le 27. Le malade a une *hémorrhagie abondante* venant du fond de la partie supérieure de la plaie; elle s'arrête par le tamponnement avec de la charpie imbibée de perchlorure de fer.

Le 31. La paralysie du cubital et du médian a totalement disparu.

Le 3 février. On enlève le tamponnement de la plaie, l'hémorrhagie ne s'est pas renouvelée.

Vers les premiers jours de mars, la plaie est à peu près fermée; le malade est envoyé à Vincennes. »

Nous sommes convaincu que le remplacement du tube de caoutchouc par une seconde bande élastique évitera à l'avenir des paralysies musculaires.

Aussitôt le tube enlevé, nous observons du côté du système vasculaire un phénomène particulier. Dans toute la partie du membre précédemment ischémiée se produit rapidement une congestion d'autant plus intense que l'appareil est resté plus longtemps en place. Cette congestion due à une paralysie vaso-motrice ne se manifeste pas seulement du côté de la peau qui devient d'un rouge plus ou moins foncé, mais se voit aussi dans toute l'épaisseur des tissus, à la surface des os sectionnés. Elle s'accompagne de chaleur et le thermomètre nous apprend que la température dépasse la normale de 1 degré en moyenne et peut atteindre même 2° pour le membre supérieur (Leroy). La congestion disparaît ordinairement au bout de 2 à 4 minutes. On cite quelques exemples de rougeur persistant plusieurs jours : ce fait s'est présenté dans l'observation que nous avons citée plus haut.

Ce serait ici le moment de parler de l'hémorrhagie consécutive à l'enlèvement de l'appareil ; nous y reviendrons bientôt dans un chapitre spécial.

Il nous reste à étudier quelques accidents observés exceptionnellement à la suite de l'application du tube constricteur. Esmarch n'a jamais observé pour son propre compte de gangrène des lambeaux qu'il attribue à une constriction exagérée. Dans deux amputations tibio-tarsiennes pratiquées par la méthode de Syme, Bruns vit survenir la gangrène du lambeau; dans l'une d'elles au moins cette issue malheureuse parut devoir être attribuée à l'enroulement élastique.

M. Augier pense que l'application de l'appareil sur un membre variqueux peut donner lieu à une phlébite et à des abcès consécutifs. Il cite à ce sujet l'observation suivante.

Observation. — « Homme atteint de varices des extrémités inférieures. On fait l'ablation du petit orteil à cause d'une carie. Le malade ne fut pas endormi, et malgré la constriction énergique, douloureuse même du lieu circulaire, la douleur résultant de l'opération fut assez vivement ressentie. Pansement ouaté; on est obligé de l'enlever à cause des douleurs accusées par le malade. On trouve une *phlébite* de la saphène externe suivie d'*abcès* au niveau même du point comprimé par le lien; la phlébite paraissait partir de ce point; le surlendemain nouvel abcès siégeant toujours sur le point d'application du lien, mais dans un point opposé au premier. Il est sous-cutané et assez étendu.

« Ces accidents furent suivis de frisson et l'état du malade est très-grave jusqu'à ce jour. »

Indications. — Il est peu de méthodes qui se soient répandues aussi rapidement que celles d'Esmarch et l'on peut dire, d'une façon générale, qu'elle a été appliquée à toutes les opérations qui se pratiquent sur les membres. Son application est à coup sûr d'autant plus facile et plus inoffensive qu'elle s'éloigne davantage de la racine des membres. Nous avons vu cependant qu'Esmarch se servait également du tube de caoutchouc pour les opérations pratiquées à l'épaule et à la hanche, et que même pour l'amputation de la verge et la castration il enroulait en masse à leur racine le scrotum et la verge.

Beaucoup de chirurgiens ont renoncé maintenant à se servir exclusivement de ce procédé et le réservent pour un certain nombre d'opérations où il rend des services indiscutables. Ainsi Gayet (de Lyon) fait assez bon marché du tube élastique pour les amputations ; il paraît au contraire avoir eu à se louer surtout de l'ischémie dans la recherche des deux bouts de l'artère cubitale ouverte au fond d'une plaie et ajoute que ce moyen hémostatique rend les plus grands services quand on a besoin de voir ce que l'on fait (ligatures au fond des plaies, évidement des os, certaines résections, sutures des tendons, etc.). Bruns, qui est un partisan convaincu de la méthode d'Esmarch, distingue aussi parmi les opérations celles où elle est inefficace et même parfois nuisible de celles dont l'exécution est grandement facilitée par son emploi. Il la préconise dans toutes les occasions où le chirurgien doit se guider par la vue et où le fond de la plaie ne doit pas être masqué par un suintement ou un écoulement en nappe. Telles sont les opérations pratiquées pour les nécroses et la carie des extrémités articulaires.

L'ischémie préventive est, dit-il, absolument indiquée dans les affections osseuses du tarse, et il cite à l'appui 23 opérations de ce genre pratiquées à la clinique de Tubingue et dans lesquelles ce procédé a permis de reconnaître nettement où s'arrêtaient les lésions osseuses. Dans l'extirpation des tumeurs des extrémités, l'ischémie fait reconnaître les limites du mal et dicte au chirurgien la conduite à suivre s'il hésite entre l'extirpation ou l'amputation. Elle facilite également la recherche des bouts artériels dans une plaie, mais est inutile pour les ligatures dans la continuité. Bruns insiste particulièrement pour son emploi dans l'extirpation des corps étrangers. Mais il lui préfère dans les grandes amputations la compression digitale des troncs artériels, rouvant que l'hémorrhagie en nappe consécutive est plus préjudiciable à l'opéré que celle qui survient pendant une compression digitale bien faite. Le suintement capillaire est en effet le point faible de la méthode d'Esmarch, et c'est pourquoi les chirurgiens anglais et français ont abandonné ce procédé dans les amputations. Nous verrons cependant qu'il est possible de prévenir cette pluie de sang et qu'en l'absence d'aides l'emploi de l'ischémie est indispensable.

Nous croyons intéressant de publier l'observation du cas suivant dont nous avons été témoin pendant notre externat à la maison de Santé, et que M. Nicaise a communiquée à la Société de chirurgie.

Blessure de l'artère radiale dans la tabatière anatomique. Ligature de l'artère dans la plaie. Emploi de l'appareil d'Esmarch.

« Un jeune homme de 15 ans 1/2 est amené par un médecin des environs de Paris, le 21 août 1875, à la maison municipale de Santé pour une blessure artérielle.

Trois semaines auparavant, en taillant un morceau de bois avec une hachette, ce jeune garçon se fit une blessure à la main gauche ; l'angle cubital de la hachette frappa le poignet au niveau de la tabatière anatomique. Il se produisit immédiatement une hémorrhagie artérielle abondante qui fut arrêtée par l'application de toiles d'araignées, de bandelettes de diachylon, enfin par une compression faite sur le poignet.

Au bout de 4 jours, les tissus paraissaient réunis lorsque survint une hémorrhagie; depuis, cet accident se reproduisit 6 fois. Ilfut combattu par la compression directe, par l'application de perchlorure de fer. Le médecin voulut rechercher l'artère lésée, après avoir agrandi la plaie cutanée, mais il préféra amener le blessé à Paris. Malgré la compression des artères de l'avant-bras et même de l'humérale, l'hémorrhagie ne s'arrêtait pas complétement.

Le blessé était pâle, faible, très-anémié, ce qui était le résultat des hémorrhagies successives qu'il avait éprouvées. Le pronostic présentait donc une certaine gravité, et il fallait arrêter l'hémorrhagie à tout prix, en essayant d'abord de lier les deux bouts de l'artère dans la plaie.

Nous sommes au 20ᵉ jour de la blessure ; le malade est chloroformisé avec quelque difficulté. J'applique la bande élastique d'Esmarch autour de la main et de l'avant-bras, et je maintiens l'ischémie au moyen de la bande élastique spéciale par laquelle je remplace le tube constricteur d'Esmarch ; puis je procède à l'opération.

J'agrandis l'incision extérieure, je nettoie la plaie remplie d'un magma de caillots et de perchlorure de fer ; avec une pince, j'enlève les bourgeons charnus qui tapissent le fond de la plaie, et je cherche l'artère radiale à la partie inférieure de la tabatière anatomique. Entre les tendons du grand et du court extenseur du pouce, je la découvre et je la mets à nu, puis je suis son trajet en remontant et isolant l'artère des parties voisines. Je reconnais ainsi qu'il y a une déchirure incomplète de l'artère, ce qui favorisait encore la production des hémorrhagies. En outre, une petite artère transversale antérieure venait se jeter sur la radiale au niveau de la déchirure, et cette petite collatérale entretenait l'hémorrhagie malgré la compression des artères radiale et cubitale.

Je liai successivement chacun des deux bouts de l'artère radiale, puis la petite collatérale.

Cette opération assez minutieuse et d'une durée

assez longue (plus d'une demi-heure), fut remarquablement simplifiée par l'application de l'appareil d'Esmarch. J'opérais comme sur un cadavre.

L'hémorrhagie fut complétement arrêtée.

La plaie fut lavée avec de l'eau alcoolisée, puis j'appliquai le pansement ouaté de M. A. Guérin ; le pansement fut levé pour la première fois le 12ᵉ jour, et je trouvai la cicatrisation presque achevée ; le blessé n'avait pas souffert et avait pu tous les jours se promener dans le jardin.

Le 3 septembre, il retournait chez lui guéri. »

Cette observation présente un grand intérêt, car la ligature de la radiale dans la tabatière anatomique n'est pas chose commune ni facile. Il fallait ici lier à tout prix les deux bouts de l'artère et la présence d'un peu de sang évitée par la compression élastique aurait singulièrement gêné le manuel opératoire, car la plaie était en entonnoir et l'espace limité.

Nous pouvons rapprocher de cette observation le cas suivant qui fut l'objet d'une leçon clinique de M. le Dentu à l'Hôtel-Dieu. Il s'agit d'un homme présentant une plaie de la paume de la main droite et une blessure de l'arcade palmaire superficielle. Malgré une compression très bien faite sur l'humérale, l'écoulement du sang ne cessait de recouvrir la plaie et empêchait les recherches. M. le Dentu se décida à appliquer la bande d'Esmarch et aussitôt l'hémorrhagie s'arrêta ; la dissection se fit aussi facilement que sur le cadavre. Au moyen de deux ou trois débridements, le chirurgien arriva à découvrir l'artère, après avoir agrandi la plaie qui siégeait transversalement au-dessous de l'éminence thénar; l'arcade palmaire superficielle était incomplétement coupée, et la ligature fut faite dans les meilleures conditions.

L'emploi de la méthode d'Esmarch est donc tout indiqué dans les ligatures ; il simplifie l'opération, donne de l'assurance au chirurgien et permet la ligature des deux bouts toujours bien préférable à la compression et au perchlorure de fer.

Dans un cas de section de l'artère cubitale et de presque tous les tendons de la région antérieure de l'avant-bras, M. Le Fort put également, grâce à ce procédé, lier les deux bouts artériels et faire la suture des deux bouts de tous les tendons divisés.

L'anémie préalable est encore indiquée dans l'extirpation de certaines tumeurs pour isoler leurs prolongements et éviter les organes importants, artères ou nerfs, qui peuvent traverser la tumeur ou passer à côté.

Contre-indications. — Nous avons vu que beaucoup de chirurgiens avaient renoncé à la méthode d'Esmarch dans les opérations ordinaires, les amputations, etc., dans la crainte des hémorrhagies survenant immédiatement après l'enlèvement du tube constricteur.

Langenbeck pense que ce procédé est contre-indiqué dans le cas de suppuration du membre à comprimer, parce qu'on pourrait favoriser l'introduction du pus dans la circulation, de même quand il s'agit de tumeurs ramollies en voie de déliquescence.

L'observation de phlébite et d'abcès multiples, survenus à la suite de la compression d'un membre variqueux (observation publiée plus haut), nous montre qu'il faut éviter d'appliquer la bande et surtout le tube élastique, dans le cas de varices nombreuses et susceptibles de s'enflammer.

L'expérience ayant prouvé que les paralysies musculaires consécutives siégeaient toujours au bras, il sera bon d'exercer une compression modérée au membre supérieur.

Résumé de quelques statistiques. — Du 1er Janvier au 15 août 1873, Esmarch a employé son procédé 83 fois (6 amputations de cuisse, 8 de jambe, 1 désarticulation de l'épaule, 8 résections, 13 séquestrotomies). Même après des opérations où la circulation avait été suspendue plus d'une heure, il n'a pas vu survenir le moindre accident consécutif. De ces 83 malades, 4 seulement sont morts : la plupart des moignons se sont guéris par première intention et presque sans fièvre traumatique.

Dans une autre statistique portant sur 28 grandes amputations (33 de cuisse, 11 de jambes et 4 du bras) Esmarch constate 2 décès ; sur 3 résections de la hanche, 1 décès.

Billroth présente 11 guérisons sur 14 opérations.

Bruns nous fournit une statistique très-intéressante. De l'automne 1873 à l'automne 1875, 130 opérations furent pratiquées suivant la méthode d'Esmarch à la clinique de Tubingue (61 amputations dans la continuité ou dans la contiguité, 9 résections articulaires, 15 résections dans la continuité des os, 25 extirpations de séquestres, 4 ligatures dans la continuité, 7 extirpations de tumeurs, 3 amputations de la verge, 3 extractions de corps étrangers). Il y eut 14 cas de mort, 5 par infection purulente, 5 par tuberculisation aiguë, 1 par épuisement, 1 par pneunomie intercurrente, 1 par généralisation d'un cancer, 1 par dégénération amyloïde des viscères.

Dans aucun de ces cas Bruns assure n'avoir observé, après l'opération, de troubles persistants de la circulation ou de l'innervation ; grâce aux précautions prises dans l'application de l'appareil, il n'y eut pas de réaction inflammatoire vive ni de refoulement au loin dans le tissu cellulaire des collections purulentes qui pouvaient exister dans le voisinage du siége de l'opération.

Il attribue ces beaux résultats et la faible mortalité de ses opérés au mode d'hémostase préventive.

Avant d'aborder l'étude de l'hémorrhagie capillaire immédiate, nous croyons devoir signaler deux nouvelles applications récentes de l'appareil constricteur, bien qu'elles ne rentrent pas directement dans le cadre de notre sujet.

La première est l'œuvre de Walter Reid, chirurgien de la marine anglaise, qui tenta le traitement des anévrysmes externes à l'aide de la compression élastique. Plusieurs chirurgiens anglais, Wagstaffe, Bradley, Heath, Thomas Wright, suivirent son exemple ; les résultats de leur pratique ont été consignés dans la thèse de M. Waquet.

L'appareil resta appliqué une heure en moyenne et fut ensuite remplacé par la compression mécanique ou digitale afin d'empêcher le courant sanguin d'agir avec trop de violence sur le caillot de nouvelle formation. La compression élastique ne provoqua aucun accident, et sur 7 cas d'anévrysmes externes traités de cette façon, on eut à enregistrer 6 succès dont 5 sur l'artère poplitée et un sur la fémorale. Bien que ce traitement ait donné de si beaux résultats, nous ne croyons pas qu'il ait été encore essayé en France.

L'autre est celle de Bernhard Cohn (de Steglitz). qui tenta le traitement des affections des membres par l'ischémie. En appliquant la bande de caoutchouc sur deux phlegmons des membres, il obtint une diminution immédiate et durable du gonflement et de la douleur. Nous citerons textuellement sa 3e observation.

Observation. — Un enfant, de 3 ans 1/2, avait depuis 18 mois une tumeur blanche de l'articulation du genou gauche, traitée infructueusement par les différents moyens classiques, entre autres par des appareils plâtrés nombreux. La tuméfaction était surtout osseuse ; il n'y avait pas d'épanchement articulaire. Les condyles fémoraux constituaient une masse informe et la rotule n'était plus reconnaissable. La sensibilité était extrême.

Au bout de 3 semaines du traitement mécanique anémiant, on en pouvait déjà vérifier les bons effets. Le membre avait notablement diminué de volume ; les contours des condyles étand redevenus distincts; il était possible de saisir la rotule et de la mouvoir; les douleurs avaient à peu près entièrement disparu et les fonctions du membre s'étaient considérablement améliorées.

CHAPITRE II.

DE L'HÉMORRHAGIE CAPILLAIRE IMMÉDIATE DANS LA MÉTHODE D'ESMARCH.

En étudiant les effets locaux consécutifs produits par l'application de la bande d'Esmarch, nous avons vu que cet appareil détermine une paralysie vaso-motrice dans toute l'étendue de la région où il a été appliqué. Cette paralysie vaso-motrice n'est pas limitée à la peau, mais occupe toute l'épaisseur du membre. Aussitôt après l'enlèvement du tube de caoutchouc ou de la bande à anneaux, elle se mani feste par deux phénomènes, une congestion de la peau et une hémorrhagie capillaire qui se fait sur toute la surface de la plaie. Les fibres lisses des vaisseaux de la région sont paralysés et la congestion active très-intense est due à la dilatation de ces vaisseaux paralysés.

La congestion qui précède l'hémorrhagie, occupe rapidement toute l'étendue de la région qui a été soumise à la compression de la bande élastique. La peau à ce niveau devient le siége d'une rougeur si intense, qu'elle semble atteinte d'érysipèle, mais cette coloration ne dépasse pas les limites de la partie qui vient d'être ischémiée. L'expérience a démontré que l'intensité et la durée de cette congestion étaient en raison directe de la force de la compression et du temps que l'appareil était resté appliqué. La rougeur est plus intense et plus persistante au niveau des points comprimés par le lien circulaire.

Cette congestion se produit également dans l'épaisseur des tissus. Sa durée est variable et ne dépasse pas ordinairement 10 minutes.

Il survient alors une hémorrhagie en nappe, toute la surface de la plaie est saignante, car tous les tissus sont également congestionnés par la dilatation des capillaires. L'abondance de cette hémorrhagie est variable et se trouve en rapport avec la vascularité des tissus. La congestion et l'hémorrhagie ayant la même origine, diminuent bientôt d'intensité et décroissent en même temps.

Beaucoup de chirurgiens attachent peu d'importance, ou ont même renoncé à l'ischémie préventive dans les amputations à cause de la quantité de sang parfois très-grande, perdue dans cette hémorrhagie consécutive. Peu leur importe qu'il ne coule pas une goutte de sang pendant l'opération, s'ils doivent perdre immédiatement après le bénéfice de cette ischémie.

M. Dutrait a publié dans le Lyon-Médical une étude intéressante sur l'hémorrhagie dans la compression d'Esmarch à Lyon. Il partage ces hémorrhagies en 3 groupes : le 1er renferme les hémorrhagies immédiates, qui surviennent sous forme de pluie veineuse et artérielle au moment où l'on enlève la bande élastique ; le second est constitué par les hémorrhagies précoses qui surviennent 24 à 36 heures au plus tard après l'opération. Elles apparaissent ordinairement de 3 à 6 heures après l'enlèvement du tube constricteur ; c'est un suintement général rutilant, sans tendance à s'arrêter spontanément, qui est dû à la béance de quelques petites artérioles qui n'ont pas été liées. Dans le 3e enfin nous trouvons les hémorrhagies tardives dont l'apparition ne se fait qu'au bout de plusieurs jours. Cette variété est commune à toutes les opérations, qu'on se soit servi de la compression digitale ou de tout autre moyen d'ischémie. Elle est la conséquence de l'indocilité du malade, d'une ligature mal faite, d'une maladie des artères (athérome ou dégénérescence calcaire), d'une cachexie générale agissant en désorganisant le thrombus.

Sur 28 grandes opérations pratiquées à Lyon avec l'appareil d'Esmarch, on a constaté 18 fois une perte de sang consécutive, et 12 fois l'écoulement a nécessité une intervention quelconque. L'hémorrhagie est survenue plus souvent à la suite des amputations que des résections. Cette fréquence des accidents a suggéré à M. Mollière la pensée de modifier légèrement l'appareil d'Esmarch, afin de faciliter la recherche des artérioles. Après avoir exercé avec soin la compression depuis l'extrémité du membre, il arrête la bande au niveau du siége de l'opération, puis il place une autre bande quelques centimètres plus haut et termine comme à l'ordinaire. On ménage ainsi un espace plein d'un sang qu'on peut faire sourdre au moment des ligatures.

Ces hémorrhagies n'ont jamais présenté de gravité ; elles ont nécessité l'intervention plutôt par suite de leur persistance que de leur intensité. Elles n'en sont pas moins une source d'ennuis, parce qu'elles empêchent la réunion par première intention, et que l'on est obligé d'enlever les appareils et les sutures, de provoquer de vives douleurs en allant à la recherche des bouts artériels dans le fond d'une plaie.

M. Courty se plaint également de voir dans son service, à Montpellier, ces hémorrhagies soit immédiates, soit secondaires, être habituelles à la suite de la compression élastique et de perdre ainsi le sang qu'il avait cru gagner par l'ischémie préventive.

Parmi les observations publiées par M. Dutrait, il en est une qui mérite d'être signalée, parce qu'elle montre bien l'influence de la compression élastique sur la production de l'hémorrhagie. Il s'agit d'un homme qui eut les deux jambes écrasées par un wagon. M. Letiévant jugea à propos de pratiquer l'amputation des deux cuisses et appliqua d'un côté la bande d'Esmarch, de l'autre se contenta de la pression digitale. On appliqua le même pansement; il survint une hémorrhagie considérable du côté où la compression élastique avait été appliquée, tandis que de l'autre côté on ne constata qu'un suintement insignifiant.

Dans les 24 observations consignées dans la thèse de M. Augier, nous observons 6 hémorrhagies secondaires, sans compter les pertes de sang qui surviennent au moment où, toutes les ligatures étant faites, on enlève le lien constricteur.

On a essayé de combattre ces hémorrhagies par différents moyens: les uns ont tenté de faire un pansement compressif avant d'enlever le tube élastique; d'autres ont appliqué du perchlorure de fer également avant l'enlèvement du tube ; d'autres enfin ont exercé une compression à la surface de la plaie.

Nous allons passer en revue successivement les différents procédés préconisés depuis peu, en insistant particulièrement sur ceux de M. Nicaise et d'Esmarch, qui nous paraissent les plus pratiques.

1° *Procedé de M. Nicaise.* — M. Nicaise n'admet l'application du pansement avant l'enlèvement du lien constricteur que pour les plaies de petites dimensions et susceptibles de supporter une certaine compression pendant quelque temps. Avant d'enlever le lien constricteur, il faut faire la ligature de toutes les artères et de toutes les veines visibles ; voici comment il faut agir alors pour prévenir l'hémorrhagie capillaire : toutes les ligatures étant faites, on applique à la surface de la plaie une grosse éponge trempée dans une solution d'acide phénique au 1/50e et bien exprimée ; la paume de la main appuie sur cette éponge et exerce une certaine compression à la surface de la plaie, sans toutefois appuyer trop fortement. On enlève alors le lien constricteur ; la peau se congestionne, mais on maintient la compression à la surface de la plaie jusqu'a ce que la congestion ait disparu et même un peu après. La durée de la compression varie de six à dix minutes. Quand on retire l'éponge, on voit que la surface de la plaie est exsangue, il n'y a pas de pluie de sang ; si quelques petites artérioles donnent encore, on les saisit avec les pinces hémostatiques et on les lie. Si la plaie est vaste, comme dans une amputation de la cuisse, il est utile d'avoir deux éponges, et après la disparition de la congestion on en laisse toujours une en place pendant qu'on pince les artérioles qui peuvent donner sur l'autre moitié de la plaie.

En ajoutant à la méthode d'Esmarch la compression à la surface de la plaie, M. Nicaise vient de faire deux amputations de jambe à Saint-Louis, et n'a pas perdu la valeur d'une cuillerée à café de sang. Dans une amputation de cuisse à la partie moyenne, il a perdu environ 150 grammes de sang.

Ce chirurgien a formulé, comme il suit, les différents temps que comprendra la méthode d'Esmarch combinée avec la compression de la surface de la plaie :

1° Application de la bande élastique ; application de la bande à anneaux, puis enlèvement de la première bande élastique ;

2° Opération et ligature des artères et des veines ;

3° Compression de la surface de la plaie avec une éponge, suivie immédiatement de l'enlèvement de la bande à anneaux.

La compression est maintenue tant que la peau de la partie ischémiée n'a pas repris complétement sa couleur naturelle.

Après l'enlèvement de l'éponge, si des artérioles donnent du sang, on les saisit rapidement avec des pinces hémostatiques, puis on les lie.

On procède enfin au pansement.

S'il s'agit d'une petite plaie, on peut faire le pansement immédiatement avant d'enlever le lien constricteur.

2° *Procédé de M. Houzé de l'Aulnoit.* — Dans ce procédé, qui fut l'objet d'une communication à la Société de chirurgie, l'auteur se propose d'obtenir une hémostase définitive et naturelle en élevant le membre et en faisant le pansement pendant la période anémique. Aussitôt l'amputation terminée et après la ligature des gros vaisseaux, le chirurgien procède au pansement, la bande de caoutchouc restant toujours en place; les lambeaux sont rapprochés, comprimés et immobilisés avec des bandelettes de diachylon, de la charpie ou de l'ouate et quelques tours de bande. Le membre est alors porté dans une position verticale, soutenu par la main d'un aide ou par un plan résistant, de façon à immobiliser les articulations situées au-dessous de la plaie. Ce n'est qu'à ce moment seulement qu'on enlève le lien constricteur; la circulation se rétablit et quelques gouttes de sang viennent tacher les pièces de pansement. Il est indispensable, ajoute l'auteur, que la constriction n'ait exercé que la pression minimum exigée pour l'oblitération des artères et des veines; car si elle dépassait 7 kilogrammes pour le bras et 10 à 12 kilogrammes pour la cuisse, il y aurait paralysie vaso-motrice et hémorrhagie en nappe.

M. Houzé relate trois succès obtenus par cette méthode; le pansement définitif à la première période anémique fut appliqué une fois sur le membre supérieur et deux fois sur le membre inférieur sans qu'il survînt d'hémorrhagie.

La valeur de ce procédé n'a pu encore être appréciée dans les grandes amputations; il nous semble plus prudent de le réserver exclusivement aux petites opérations et surtout aux amputations des doigts.

3° *Procédé de Riedinger.* — Kölliker rapporte qu'à la clinique chirurgicale de Würtzbourg on emploie avec grand succès une méthode due à Riedinger pour arrêter l'hémorrhagie parenchymateuse après l'enlèvement du tube, et cela depuis le mois de juin de l'année 1876. Elle repose sur l'influence d'un courant électrique sur la cessation de la paralysie vaso-motrice ; un pôle d'un courant d'induction est placé dans le voisinage immédiat de la plaie, l'autre est appliqué directement sur celle-ci ; dans bien des cas, les deux pôles furent placés directement sur la surface de la plaie. Le sang s'arrête immédiatement dans les parties molles. Depuis, la méthode a été employée avec un aussi bon résultat, principalement à la suite de grandes amputations.

4° *Procédé d'Esmarch.* — Voyant à regret que plusieurs chirurgiens anglais et allemands renonçaient à l'usage de la bande élastique dans les amputations, Esmarch étudia avec soin les causes des hémorrhagies fréquentes et abondantes qui surviennent avant l'application du pansement. Il les attribue à une constriction violente du membre exercée par un tube de gomme trop épais et trop dur ; aussi n'emploie-t-il plus qu'une bande élastique, réservant l'emploi du tube pour les opérations pratiquées sur l'épaule ou la hanche, car en cet endroit l'application de la bande est difficile.

Esmarch considère comme très-importante la section circulaire des membres, parce qu'alors on coupe aussi les vaisseaux transversalement, ce qui rend les ligatures bien plus sûres. Avant d'enlever la bande, sans faire de distinction entre les artères et les veines, tous les orifices vasculaires sont saisis avec une pince à coulisse et liées avec le catgut.

Après avoir lié tous les vaisseaux qu'il a pu reconnaître, le chirurgien de Kiel enlève le tube non pas peu à peu, mais en une fois. Au moment où se fait la congestion, lorsque le sang commence à jaillir comme une pluie fine de toute la surface de la plaie, il donne une douche glacée au moyen d'un irrigateur qui renferme une solution faible d'acide phénique, et dont l'axe est occupé par un cylindre de fer-blanc rempli de sel et de glace pilée; toute la surface de la plaie est arrosée avec le jet froid et désinfectant. Sous l'influence de la douche glacée prolongée, l'hémorrhagie capillaire s'arrête, et l'on procède ensuite à la suture et au pansement.

CONCLUSIONS.

L'emploi de la méthode d'Esmarch nous paraît bien indiqué dans toutes les opérations sanglantes qui se pratiquent sur les membres.

Il rend surtout d'incontestables services dans les cas où il est indispensable de voir clair au fond des plaies : les résections, la recherche de corps étrangers, la ligature des deux bouts artériels, les séquestrotomies, etc.

Le tube de caoutchouc est avantageusement remplacé par une seconde bande élastique, qui est d'une application plus facile et évite les paralysies musculaires.

L'hémorrhagie capillaire immédiate qui survient à la suite de l'enlèvement du lien constricteur peut être évitée facilement soit par la méthode de M. Nicaise (compression de toute la surface saignante au moyen d'une éponge), soit par la méthode d'Esmarch (douche glacée prolongée sur la surface de la plaie).

Les chirurgiens de campagne, qui n'ont pas d'aides sous la main, ne doivent pas rejeter l'emploi de la bande élastique dans les amputations; ils ont à leur disposition des moyens simples et faciles de prévenir toute hémorrhagie.

INDEX BIBLIOGRAPHIQUE.

Billroth, 1873. — Méth. d'Esmarch. (Wiener medizinische Wochenschrift, n° 29.)

Nepveu, 1873. — Congrès des chirurgiens allemands, etc. (Gaz. méd., p. 601 et 641.)

P. Hybord, 1873. — Opérat. sans perte de sang. (Arch. méd. t. II, p. 735.)

Ferry, Delannoy, Soulié, Drancourt, Augier, Delarue, 1874. — (Thèses de Paris.)

Laborde, Morel d'Arleux, Krishaber, 1874. — Expériences. (Gaz. méd., p. 293, 307.)

Esmarch, 1874. — Ueber künstliche Blutleere. (Centralblatt für Chirurgie, s. 482.)

Gayet (de Lyon), 1874. — Quelques applications de l'ischémie chirurgicale. (Gaz. hebd., p. 231.)

Nicaise, 1874. — De l'ischémie préliminaire par le procédé d'Esmarch. (Gaz. méd., novembre.)

Chauvel, 1875. —Recherches expérimentales et cliniques sur l'emploi de l'ischémie temporaire pendant les opérations. (Arch. méd., juin.)

Leroy, 1875. — Contribution à l'étude de l'appareil d'Esmarch. (Th. Paris.)

Nicaise, 1875. — Modification à l'appareil d'Esmarch. (Gaz. méd. p. 430.)

Dutrait, 1875. — De l'hémorrhagie dans la compression d'Esmarch à Lyon. (Lyon médical, n° 11 et 12.)

Le Dentu, 1875. — Plaie de la paume de la main, etc., application de la bande d'Esmarch. (Union médicale, 16 déc. 1875.)

Nicaise, 1876. — Ligature de la radiale dans la tabatière

anatomique, méthode d'Esmarch. (Soc. de chirurgie, 22 mars.)

Nicaise, 1876. — De l'hémorrhagie capillaire immédiate dans la méthode d'Esmarch. (Gaz. médic., p. 401.)

Kölliker, 1876. — Communication sur le procédé de Riedinger. (Centralblatt für Chirurgie, p. 765.)

Esmarch, 1876. — Sur les hémorrhagies consécutives dans l'emploi de l'ischémie artificielle. (Verhandlungen des deutschen Gesellschafs fürChirurgie.)

Brùns, 1876. — Considérations cliniques sur la méthode d'Esmarch. (Archiv. für Klin. chir. vol. XIX, 2e fasc., p. 644.)

Houzé de l'Aulnoit, 1876. — De l'hémostase définitive et naturelle obtenue par l'élévation du membre, etc. (Soc. chirurgie, p. 860.)

Waquet, 177. — Du traitement des anévrysmes des membres au moyen de l'appareil élastique d'Esmarch. (Th. Paris.)

Bernhard Cohn, 1877. Sur le traitement des affections des membres par l'ischémie. (Berlin, Klin. Wochens., n° 44, p. 647.)

Paris. — A. Parent, imp de la Faculté de Médecine, r M -le-Prince [illegible]-31.

A LA MEME LIBRAIRIE

DERNIÈRES PUBLICATIONS

Paris. — A. PARENT, imprimeur de la Faculté de Médecine, rue M.-le-Prince, 29-31.

www.ingramcontent.com/pod-product-compliance
Ingram Content Group UK Ltd.
Pitfield, Milton Keynes, MK11 3LW, UK
UKHW021022200726
13857UKWH00004B/1524